AF468429

# ÉTUDE CLINIQUE

SUR

# QUELQUES CAS RARES DE TUBERCULISATION

PAR M. MALHERBE,

*Médecin de l'Hôtel-Dieu de Nantes, Secrétaire du Conseil central d'Hygiène publique et de Salubrité de la Loire-Inférieure.*



---

Malgré les nombreux travaux dont les tubercules ont été l'objet, l'histoire de cette production morbide laisse encore à désirer sur plus d'un point. Par exemple, si nous nous demandons quelle est la nature du tubercule, nous sommes arrêtés dès l'abord par la discordance des opinions émises par les auteurs. De nos jours, nous voyons M. Lebert, savant anatomo-pathologiste, établir une distinction tranchée entre le tubercule et la scrofule, tandis que MM. Rilliet et Barthez, adoptant une opinion contraire, déjà soutenue avant eux, professent nettement l'identité des deux maladies, et considèrent le tubercule pulmonaire comme la scrofule du poumon. Nous n'avons pas l'intention de prendre part à ce débat, pas plus que de critiquer toutes les autres suppositions faites sur le mode de développement des tubercules. Une seule d'entre ces dernières nous arrêtera quelques instants.

En 1832, M. Kuhn a présenté à l'Académie de Médecine un mémoire intitulé : *Recherches sur les acéphalocystes et sur la manière dont ces productions parasites peuvent donner lieu à des tubercules.* L'auteur a particulièrement étudié l'affection tuberculeuse du poumon des ruminants, qui porte le nom de pommelière : il établit que les acéphalocystes ne sont pour rien dans la production des tubercules ; mais que la matière tuberculeuse peut être exsudée à l'intérieur du kyste adventif qui enveloppe les parasites. Plus tard, ce kyste se resserrant sur l'acéphalocyste, celle-ci se plisse et se ratatine à mesure que le liquide qu'elle contient est absorbé, et finit par ne plus former qu'une coque sèche au milieu d'un tubercule enkysté. Depuis lors, plusieurs auteurs, parmi lesquels ceux du Compendium de Médecine, tout en acceptant les faits décrits par M. Kuhn, ont soutenu qu'il avait eu tort de prendre pour du tubercule la matière caséeuse contenue dans les kystes, matière qui n'était que du pus concret.

Nous avons rencontré tout dernièrement un fait qui semble donner raison à M. Kuhn :

Chez un homme mort à l'Hôtel-Dieu de Nantes, le 20 janvier 1857, de gangrène traumatique du poumon droit, il existait à la partie antérieure du lobe gauche du foie une large cavité anfractueuse pleine d'hydatides. Voici la structure de cette production de dehors en dedans : 1° kyste fibreux adventif épais de 1 millimètre en moyenne, fortement adhérent au tissu propre du foie. 2° A la face interne du kyste une couche pulpeuse jaunâtre, de consistance de fromage mou et d'épaisseur très-variable, incrustée en divers points de sels calcaires. Elle est composée de cristaux de cholestérine et de corpuscules tuberculeux, avec une grande quantité de granulations moléculaires, albumineuses et graisseuses. Les corpuscules tuberculeux ont la forme, les dimensions et les réactions chimiques données par tous les auteurs (Robin, *Diction. de Nysten.* Lebert, *Physiol. path.*), comme caractéristiques de ces éléments. 3° Une trentaine de kystes hydatiques de grosseur très-variable, depuis une forte tête d'épingle jusqu'à une grosse noix ; les uns pleins de liquide et blancs, les autres ratatinés et jaunâtres. Ils sont formés de deux membranes, l'externe opaline, l'interne hyaline, fertile, parsemée de bourgeons multiples, dont chacun résulte de l'agglomération de 4 à 10 échinocoques.

Le liquide de ces kystes renferme des lamelles microscopiques de cholestérine et quelques échinocoques libres. Le sommet du poumon gauche présente 4 petits tubercules jaunes solides. Le reste de l'observation n'a pas trait à la question qui nous occupe.

On voit, par ce qui précède, qu'on a eu tort de nier absolument l'opinion émise par M. Kuhn, qui peut, dans certains cas au moins, se vérifier. Des observations microscopiques ultérieures seront nécessaires pour résoudre complètement la difficulté.

Si la nature intime du tubercule nous échappe, nous avons pourtant le droit de dire qu'il se développe dans l'économie sous l'influence d'une altération spéciale de la nutrition, inconnue dans son essence, mais sensible par ses effets. Cette diathèse, qui pourrait prendre le nom d'infection tuberculeuse, quand elle se manifeste avec une certaine intensité et qu'elle montre cette tendance envahissante qui fait le désespoir des médecins, affecte dans un grand nombre de cas une allure beaucoup plus lente et exerce son action d'une manière bien plus limitée : ainsi parfois la puissance de la cause générale semble s'épuiser dans l'organe ou dans la portion d'organe qu'elle a d'abord attaquée, comme cela s'observe tous les jours dans l'enfance pour les ganglions lymphatiques en général, et pour ceux du cou en particnlier. Avec les progrès de l'âge et sous l'influence de bonnes conditions hygiéniques, les mouvements moléculaires changent de direction et le tissu anormal cesse de se reproduire. Cette guérison, si fréquente pour les ganglions cervicaux, est moins rare qu'on ne croyait pour les poumons : on a vu guérir un assez bon nombre de malades qui avaient présenté tous les signes rationnels et physiques de la phthisie pulmonaire, et les médecins des hôpitaux de vieillards rencontrent tous les jours d'anciennes cicatrices pulmonaires chez des sujets qui ont succombé à des maladies non tuberculeuses.

La distinction que nous venons d'établir a surtout rapport aux chances de curabilité de l'affection tuberculeuse ; mais celle-ci, dans son évolution et dans l'expression symptomatique qui en résulte, présente une foule d'aspects divers, selon l'intensité de la diathèse elle-même, la résistance de l'économie, l'organe ou les organes envahis par la production hétérogène, selon enfin que le tubercule existe seul ou qu'il coëxiste avec d'autres éléments morbides.

Les observations que nous sllons rapporter nous ont semblé de nature à démontrer la précédente proposition.

En 1844, M. Thirial (1) a publié un remarquable mémoire sur certaines formes anormales ou latentes de la tuberculisation, et il a insisté avec raison sur les erreurs de diagnostic qu'il est si facile de commettre en présence de ces faits singuliers, et sur la nécessité de les signaler à l'attention des médecins. Le premier fait, rapporté par M. Thirial, est relatif à un homme de 30 ans, qui succomba à une phthisie aiguë, après avoir présenté des symptômes qui avaient fait diagnostiquer une fièvre typhoïde de forme nerveuse, qui avaient même fait penser à une méningite. Le malade avait dit ressentir à l'entrée du larynx une gêne qu'il attribuait à un crachat arrivé jusque là et qu'il ne pouvait expulser. L'autopsie démontra l'existence d'une énorme ascite, qui avait été reconnue pendant les derniers jours, de tubercules miliaires crus dans les poumons, la rate, le péritoine; une masse tuberculeuse jaunâtre à l'état de crudité, du volume d'un petit œuf de poule, siégeant vers la partie latérale droite et un peu postérieure de la trachée, avait occasionné la sensation particulière accusée par le malade. Il n'existait pas de tubercules dans l'intérieur du crâne.

La forme typhoïde de la tuberculisation avait déjà été signalée, surtout dans la méningite tuberculeuse; ici, la cavité crânienne ne participait pas à la maladie; mais le siége des tubercules, leur dissémination et leur état de crudité expliquent suffisamment l'état de langueur du malade et l'erreur de diagnostic.

Nous avons observé, chez des adultes, plusieurs cas de

---

(1) *Journal de Médecine*, t. 11, p. 129, 1844.

tuberculisation à forme typhoïde; dans tous, les membranes séreuses étaient le siége principal de la lésion, les parenchymes en étaient à peu près exempts.

Nous ne rapporterons que le suivant, le seul que nous ayons recueilli avec détail.

### 1re Observation.

*Tuberculisation des membranes séreuses simulant la fièvre typhoïde.*

Biais, Jacques, âgé de 25 ans, fusilier au 45e de ligne, entre à l'hôpital le 9 septembre 1848.

Il se dit malade depuis 12 jours. Il présente des symptômes prononcés de fièvre typhoïde, tels que stupeur, céphalalgie, faiblesse générale, diarrhée, sudamina, fréquence constante et assez grande du pouls (128 à 130), qui est en même temps mou et dicrote. La langue est néanmoins humide et pâle. Traitement hygiénique et expectant jusqu'au 18 septembre. Ce jour là et le lendemain, on lui administre le sulfate de quinine, parce qu'on a remarqué des exacerbations commençant par frissons et suivis de sueur la nuit. Sous l'influence de cette médication, le pouls s'est ralenti, la stupeur a persisté, il a eu même un peu de délire dans la nuit du 19 au 20 septembre.

Dans la soirée du 20, frisson d'une demi-heure suivi de chaleur intense et de sueur abondante. Vers 9 heures du soir, perte complète de connaissance.

Le 21 au matin, persistance de l'état grave, pouls peu fréquent. On administre une potion contenant 2 grammes de sulfate de quinine et autant d'éther sulfurique : le malade recouvre la connaissance pendant quelques heures, puis il la perd de nouveau dans la soirée. Il succombe le 22, à 4 heures du matin.

#### AUTOPSIE FAITE 28 HEURES APRÈS LA MORT.

Tubercules miliaires dans toutes les membranes séreuses.

Dans l'arachnoïde, ils sont petits et peu nombreux, et occupent principalement la scissure de Sylvius et ses environs. Dans les plèvres, ils sont disséminés également. Dans le péricarde, ils sont très-nombreux et ont donné lieu au développement d'une péricardite hémorrhagique adhésive générale. Le péricarde est revêtu partout d'une épaisse fausse membrane. Même lésion et au même degré sur la portion du péritoine qui enveloppe la rate ; elle est partout adhérente avec le péritoine pariétal. Il existe aussi quelques points d'adhérence par suite des mêmes altérations au bord convexe du foie. A la surface des reins, quelques tubercules disséminés. Tubercules miliaires peu abondants et disséminés dans les deux poumons, une masse tuberculeuse passant au ramollissement dans les ganglions bronchiques.

Le tube digestif est sain, les plaques de Peyer sont à l'état normal, les follicules isolés sont plus saillants que d'ordinaire.

La rate est ferme et de volume normal : tous les autres organes sont sains.

En recherchant les antécédents de ce malade, nous avons appris que depuis l'âge de quinze ans jusqu'à son entrée au régiment (8 mois avant la maladie à laquelle il a succombé), il n'avait jamais été malade : qu'environ deux mois après son arrivée au corps, il avait commencé à dépérir d'une manière progressive, au point que son ami, soldat comme lui, à qui nous devons ces renseignements, s'était aperçu de ce changement et le lui avait dit ; Biais ne se sentait pourtant pas malade, continuait à faire son service, et n'avait commencé à se plaindre que 12 jours avant son entrée à l'hôpital.

Il est probable que le début de la tuberculisation a coïncidé avec les premières apparences de dépérissement ; plus tard, quand la maladie a été plus avancée, la grande dissémination du produit accidentel faisant porter son influence sur toutes les grandes fonctions, nous avons eu sous les yeux un tableau rappelant assez bien l'ensemble des symptômes de la fièvre typhoïde, sans en présenter pourtant la physionomie exacte et complète.

Les tubercules intra-crâniens nous rendent compte de l'état de stupeur et d'hébétude; ce symptôme appartient à la méningite tuberculeuse; la diarrhée s'explique par la présence du même produit pathologique dans le péritoine. L'ensemble des lésions, et particulièrement celles des plèvres et du péricarde, donnent une explication suffisante du mouvement fébrile.

Les phénomènes observés pendant les jours qui ont précédé la mort, qui s'éloignent bien plus que ceux des jours précédents, de l'expression symptomatique de la fièvre typhoïde, méritent d'arrêter un instant notre attention. Ils ont présenté l'apparence d'accès pernicieux, de forme encéphalique, dont nous trouvons la raison dans la tuberculisation, occupant à la fois les méninges et le péritoine splénique.

Nous rappellerons à ce propos que nous avons plusieurs fois observé des accès intermittents et rémittents, parfaitement caractérisés, et bien différents des exacerbations de la fièvre hectique, chez des malades dont la rate ou son enveloppe péritonéale participaient à l'altération tuberculeuse; ces accès ordinairement quotidiens, que nous avons vu revenir une fois sous le type tierce, résistent, comme on le pense bien, à tous les remèdes fébrifuges qu'on peut leur opposer. Le fait le plus remarquable entre ceux qui nous ont présenté cette intermittence, est un cas de rupture de la rate, suite d'excavation tuberculeuse de cet organe, que nous avons publié en 1847 (*Revue médico-chir. de Paris*, par Malgaigne, t. 2, p. 52).

On a vu que chez notre malade comme chez celui de M. Thirial, tous les tubercules n'étaient qu'à l'état de granulations miliaires crues et disséminées; nous pensons néanmoins que leur grand nombre, leur localisation dans les séreuses viscérales, font bien comprendre les troubles survenus dans les principales fonctions, sans qu'on ait besoin de chercher une autre cause pour expliquer la maladie et sa funeste terminaison. Nous avons vu avec surprise l'auteur que nous avons cité, juger d'un tout autre point de vue le cas qu'il a observé, et à propos duquel il fait les réflexions suivantes :

Si l'anatomie pathologique est venue nous éclairer sur la nature de cette maladie, il ne nous paraît pas qu'elle nous ait suffisamment expliqué sa forme, sa marche et sa terminaison.

Laënnec et la plupart des observateurs modernes, s'accordent à attribuer dans les phthisies dites aiguës, l'unité des symptômes, la rapidité de la marche, et la soudaineté de la terminaison, au ramollissement simultané d'un grand nombre de masses tuberculeuses ou de tubercules isolés, ou bien encore à une explosion d'éruptions secondaires très-abondantes et très-avancées dans leur développement.

Or, il importe de faire remarquer que, chez notre malade, si les tubercules étaient nombreux, surtout dans les poumons, ils offraient en compensation le triple caractère suivant, savoir : une forme très-disséminée, l'état miliaire et la période de crudité.

M. Thirial se livre ensuite à des considérations sur les rapports variables des lésions matérielles avec les expressions symptomatiques, d'où il conclut que chez son malade il faut, pour expliquer les phénomènes observés, admettre l'existence d'un tempérament très-nerveux, sensible et impressionnable à l'excès.

Nous sommes loin de contester que les variétés de tempérament apportent dans l'intensité de la réaction, provoquée par le développement des affections organiques, les différences les plus tranchées : mais dans le fait en question, nous pensons que la péritonite tuberculeuse, qui a déterminé un épanchement ascitique, aurait, un peu plus tôt ou un peu plus tard, quel que fût d'ailleurs le tempérament du sujet, suffi à elle seule pour le faire succomber.

Les tubercules peuvent exister longtemps dans l'économie à l'état latent : tous les organes parenchymateux, le poumon excepté, peuvent en contenir en plus ou moins grand nombre, sans que leurs fonctions soient troublées, sans que l'ensemble de l'organisme en ressente l'influence (1). Il est remarquable que les centres nerveux soient parfois envahis par des masses tuberculeuses d'un volume considérable , les fonctions intellectuelles et motrices restant intactes, ou du moins ne présentant de troubles que dans les derniers instants de la vie. Quand une réaction se prononce à une époque moins avancée, elle est le plus souvent caractérisée uniquement par de la céphalalgie, des vomissements et un mouvement fébrile. Chez les plus jeunes sujets, l'affection tuberculeuse des organes contenus dans le crâne, peut donner lieu au développement d'une hydrocéphalie chronique. C'est un cas de cette nature que nous allons rapporter.

## 2e Observation.

*Tubercules du cervelet et de la protubérance. Mort par hydrocéphalie chronique.*

Gargane, Marie, 6 ans, entrée le 24 octobre 1851, morte le 23 mai 1852.

Constitution faible, tempérament lymphatique, cheveux blonds, yeux bleus. A son entrée, elle ne présente d'autre symptôme remarquable que des vomissements presque quotidiens, constitués par des aliments dont elle rend chaque fois une grande partie. Du reste, appétit régulier et même vorace; l'enfant a l'air un peu triste et paraît faible sur les jambes, elle n'offre pas d'émaciation.

Depuis son entrée jusqu'au 7 novembre, on lui admi-

(1) M. Thirial (*loco citato*), qui s'est sérieusement occupé de cette question, a établi que ce phénomène de latence était plus commun dans l'enfance, qu'à tout autre âge de la vie; les considérations physiologiques dans lesquelles il entre à ce propos, sont pleines d'intérêt, et pourront être méditées avec fruit, mais nous ne saurions les reproduire ici sans dépasser les limites que nous nous sommes imposé.

nistre la mixture suivante : *Vin de gentiane et sirop antiscorbutique âa 30 grammes* chaque jour.

Du 27 octobre au 4 novembre, 1 gramme de magnésie calcinée chaque jour. Du 4 novembre au 12 décembre, on administre chaque jour un ou deux paquets de la poudre suivante :

| | | |
|---|---|---|
| Magnésie calcinée......... | 1 | gr. |
| Sous-nitrate de bismuth.... | 30 | centigr. |
| Sucre pulvérisé........... | 2 | gr. |

Pour 6 paquets.

Le 5 novembre, on remarque une rougeur prononcée de la conjonctive de l'œil droit, avec sécrétion muqueuse.

Pom. avec précipité rouge, 0 gramme 5 centigr., laud. de Sydenham, 1 gramme; cérat blanc, 8 grammes.

Du 8 novembre au 5 décembre, on administre chaque jour deux cuillerées à café d'une mixture faite avec vin de quinquina, 60 grammes ; sir. théb., 30 grammes ; acide chlorhydrique pur 12 gouttes.

Depuis cette même époque jusqu'au 8 février, on administre successivement la poudre de charbon végétal, le saccharate de chaux, une mixture de vin de quinquina et de sirop d'écorce d'orange, on donne des bains additionnés de chlorure de sodium et d'alcool vulnéraire, on fait des frictions stimulantes. On substitue à la pommade ophthalmique mentionnée, un collyre à la pierre divine.

Pendant toute cette période, les vomissements continuent presque sans cesse ; c'est tout au plus s'ils sont suspendus, à deux ou trois reprises ; pendant un intervalle de trois à quatre jours, la conjonctive de l'œil droit reste toujours malade. L'enfant s'amaigrit progressivement, et cesse de pouvoir se tenir sur les jambes ; elle ne remue même qu'avec peine les membres inférieurs, et change difficilement d'attitude quand elle est couchée.

10 février. Depuis quelques jours, l'enfant accuse des douleurs de tête, qui précèdent et accompagnent les vomissements ; on remarque aussi une notable augmentation

du volume de la tête, augmentation qui porte surtout sur les régions pariétales. Toute la moitié postérieure du crâne offre un développement extraordinaire, et la forme générale de cette boîte est altérée et gauche comme si ses deux moitiés latérales avaient joué l'une sur l'autre, sous l'influence de deux forces agissant en sens contraire. Le poids de la tête est visiblement augmenté, et ne peut être soutenu par les muscles affaiblis, aussi cette partie est toujours inclinée sur l'un ou l'autre côté, ou renversée en arrière.

Le 12 février on note un peu de strabisme.

On continue les bains et les frictions avec des substances excitantes ; on place un vésicatoire au bras, et on fait faire des frictions sur la tête, avec une pommade d'iodure de potassium iodurée. Cette médication, qui nous avait réussi dans deux cas d'hydrocéphalie chronique simple, chez des enfants plus jeunes, est appliquée ici un peu en désespoir de cause, car l'amaigrissement progressif de l'enfant nous porte à croire qu'il existe des tubercules dans quelque partie de l'encéphale.

A partir de ce moment, et pendant un mois environ, les symptômes ont été les mêmes, quoique augmentant d'intensité : le pouls irrégulier, a toujours battu environ 80 fois par minute.

Vers le 20 février, épaisissement de la cornée de l'œil droit, déformation de la pupille ; la conjonctive sécrète abondamment une humeur muco-purulente, ces symptômes augmentent, et au bout de quelques jours, la vision est abolie du côté droit.

On fait sur le front des frictions d'extrait de belladone, pour calmer les douleurs.

13 mars. Depuis quelques jours, la cornée de l'œil droit a commencé à s'ulcérer. (Collyre avec acétate de plomb, 20 centigr. ; eau distillée, 30 grammes).

Les jours suivants, la cornée se ramollit de plus en plus ; la portion ramollie se laisse distendre par l'humeur aqueuse, et forme une poche, dans laquelle l'iris vient s'engager.

Du 13 au 20 mars, paralysie des muscles du côté droit

de la face, faiblesse musculaire générale avec incertitude des mouvements. L'amaigrissement fait de rapides progrès, et cette circonstance fait encore plus ressortir l'augmentation du volume de la tête, qui est renversée en arrière, et que l'enfant ne peut soulever : l'appétit est cependant conservé, et a même pris un caractère marqué de voracité. L'intelligence est intacte.

22 mars. Depuis deux jours, assoupissement continuel, déformation de la pupille de l'œil gauche, sans autre altération de cet organe, qui conserve la faculté visuelle.

23. La hernie de l'iris droit a augmenté, la cornée menace de se rompre ; on touche avec le nitrate d'argent ; néanmoins, une petite ouverture donne passage à une partie de l'humeur aqueuse, et au bout de quelques jours, l'œil s'affaisse un peu, la cornée s'obscurcit entièrement, et l'ulcération se cicatrise.

Dans les derniers jours du mois, les vomissements qui avaient cessé, se renouvellent, et bientôt tous les aliments sont rejetés.

Le 5 avril, le pouls est à 96 ; même état du reste. La figure présente de fréquentes alternatives de rougeur et de pâleur ; souvent elle se couvre de sueur. Ces rougeurs avaient déjà été observées dès le moment où l'enfant a accusé des douleurs accompagnant les vomissements.

15 avril. Tous les symptômes ont augmenté progressivement. L'amaigrissement et la faiblesse sont extrêmes; tous les muscles de la partie postérieure du cou et du tronc sont contracturés. La tête est fortement renversée en arrière. La céphalalgie est constante ainsi que les vomissements. L'enfant pousse fréquemment des cris aigus ; cependant, l'intelligence et l'appétit sont conservés. Tous les matins, la face est couverte de sueur. Depuis quelques jours, toux fréquente, grasse ; on ne pratique pas l'auscultation à cause de la difficulté de mouvoir la malade.

18 avril. Mouvements de déglutition difficiles; articulation des mots embarrassée; pouls irrégulier à 108.

21. Pouls toujours irrégulier à 88.

25 avril. Même état ; et, de plus, respiration difficile due

à l'altération des poumons et surtout à la gêne des mouvements des muscles respirateurs.

Dans les premiers jours de mai les vomissements cessent; cependant, la malade réclame toujours et ingère quelques aliments. Sueurs générales abondantes.

Pendant les deux ou trois derniers jours de la vie, assoupissement qui augmente progressivement, et d'où la malade sort par instants pour réclamer son café. Elle meurt dans le coma le 23 mai, à une heure du matin.

Depuis le milieu de mars, on avait cessé tout traitement et on s'était borné à donner des aliments, seule chose possible en présence d'une lésion organique incurable.

### AUTOPSIE 32 HEURES APRÈS LA MORT.

*Crâne.* — Os d'épaisseur normale, sans altération; la capacité de la boîte crânienne est considérable; les sutures ne sont point écartées. Les tissus de la dure-mere n'offrent rien à noter. La pie-mère est infiltrée d'une grande quantité de sérosité, et les ventricules, énormément dilatés, en contiennent aussi beaucoup. La totalité peut être évaluée au delà d'un demi litre. Toute la masse encéphalique est sensiblement ramollie, surtout les parties centrales, qui sont macérées par la sérosité; pourtant, il n'y existe aucune déchirure. La coloration des substances blanche et grise est partout normale. L'hémisphère gauche du cervelet contient un tubercule jaune assez solide, mais fournissant cependant un détritus par le grattage; il a le volume d'un petit marron à peu près. La moitié gauche de la protubérance est occupée par une autre masse tuberculeuse de même consistance et de même aspect que la première, et environ d'un tiers plus grosse; toute la substance de cette partie a disparu; cette tumeur envoie à la face supérieure de la protubérance un prolongement gros comme une petite aveline qui a complètement envahi les tubercules quadri-jumeaux des deux côtés. Les yeux n'ont pas été examinés.

*Thorax.* — Adhérence complète des deux feuillets du

péricarde ; cœur d'un petit volume. Ganglions bronchiques très-volumineux et complètement transformés en matière tuberculeuse non encore ramollie. Tubercules disséminés dans les deux poumons, surtout au sommet; quelques petites cavernes de peu d'étendue.

Foie volumineux, gras et ramolli. Reins hypertrophiés, un peu mous, avec anémie prononcée de la substance corticale. Rien dans les intestins; quelques ganglions mésentériques légèrement engorgés.

C'est bien ici, comme nous le disions en commençant, comme un cas d'hydrocéphalie chronique causée par le développement des tubercules. C'est l'épanchement séreux qui, en définitive, a causé la mort. L'altération des yeux ainsi que les troubles de la motilité s'expliquent parfaitement par le siége de la lésion tuberculeuse ; la faiblesse générale du système musculaire ne nous a pas permis de constater, pour les membres comme pour la face, si la paralysie était bornée au côté droit ou simplement prédominante de ce côté. Il est remarquable que chez un enfant de six ans les os du crâne aient pu prêter assez pour permettre l'accumulation d'une aussi grande quantité de liquide, sans que les sutures aient subi le moindre écartement.

Enfin, nous devons noter le développement des tubercules dans les ganglions bronchiques et leur rareté relative dans la substance des poumons (1). Sauf l'état gras du foie, l'appareil digestif était à peu près étranger à la dégénérescence tuberculeuse, et on se souvient que, pendant la vie, aucun trouble ne s'était montré de ce côté.

Dans l'observation suivante, nous verrons un cervelet à moitié envahi par le tubercule, et cependant, l'enfant qui en fait le sujet ne présenta de symptômes cérébraux que 24 heures environ avant la mort.

---

(1) La malade avait six ans.

## 3e Observation.

*Tubercule du cervelet.*

Dubois, Constance, âgée de 4 ans, entre à l'Hôpital général, salle Sainte-Agnès, n° 20, en mai 1851.

Elle porte des scrofules osseuses à la main et au coude du côté droit, ainsi qu'aux deux pieds. Elle ne tousse pas, mais elle a de temps en temps de la diarrhée ; l'auscultation fait reconnaître un commencement de tuberculisation pulmonaire. Pendant son séjour à l'hôpital, elle présenta tous les signes d'une consomption tuberculeuse progressive, mais aucun trouble dans les fonctions cérébrales. (Traitement tonique, régime analeptique).

Le 23 avril 1852, après quelques jours d'affaissement marqué, avec accélération fébrile du pouls, elle est prise de convulsions cloniques générales, grincements de dents, pâleur extrême de la face, point de cris. L'enfant semble conserver toute sa connaissance, mais ne peut plus parler. Vers huit heures du soir, dyspnée et refroidissement général de la peau ; vers 10 heures, coma : mort, le 24, à une heure du matin.

### AUTOPSIE FAITE 30 HEURES APRÈS LA MORT.

Epanchement considérable de sérosité claire dans les mailles de la pie-mère et dans les ventricules du cerveau. Caillot fibrino-gélatineux dans tout le sinus longitudinal supérieur, caillots cruoriques mélangés d'un peu de fibrine dans les sinus latéraux.

L'hémisphère droit du cervelet est occupé presque en totalité par une masse tuberculeuse de consistance lardacée, passant à l'état caséeux. En bas, cette tumeur est recouverte par une couche de la substance cérébelleuse ; en haut, elle adhère à la tente du cervelet, dont elle ne peut se séparer qu'en se déchirant et en abandonnant des parcelles de matière tuberculeuse à la membrane fibreuse. Le reste de l'encéphale est sain.

Le sommet de chaque poumon est occupé par une caverne assez considérable, capable de loger une noix ; les parois en sont formées par de la matière tuberculeuse dure. Le reste des poumons est engoué.

Les ganglions bronchiques sont parsemés de tubercules opaques.

Les cavités droites du cœur, l'artère pulmonaire et ses divisions contiennent des caillots fibrineux ; ces derniers sont plus volumineux dans le poumon droit que dans le poumon gauche : dans plusieurs points ils remplissent complètement la cavité du vaisseaux qui les contient, et presque partout sur les éperons, ils forment des masses ovoïdes, contenant de la fibrine enroulée.

La substance corticale des reins est notablement décolorée, les autres viscères n'offrent rien à noter.

Une des observations de M. Thirial offre avec la précédente une telle analogie, qu'il nous a semblé utile de les rapprocher.

Un jeune garçon de 9 ans, bien constitué, jouissant d'une bonne santé habituelle, d'un tempérament lymphatico-sanguin, ne portant aucune trace extérieure de scrofules, se présenta, dans le mois de mai 1838, dans le service de M. Rayer.

A son entrée, il présenta à notre observation un phénomène assez remarquable : c'était une contraction du cou avec douleur vive dans cette région. Les muscles qui prennent leur attache à la partie postérieure du crâne étaient durs, fortement contractés, et tenaient la tête renversée en arrière. Malgré nos instances, l'enfant ne pouvait parvenir à abaisser le menton sur sa poitrine. La pression de la main sur la nuque était d'abord douloureuse, mais après une application de la main, continuée pendant quelques minutes, on pouvait comprimer cette région avec assez de force, et opérer une sorte de massage sur les muscles contractés, sans exciter une grande sensibilité.

Cet accident datait de plusieurs mois, et, d'après quelques réponses obscures du jeune malade, on put croire qu'il était sujet à des attaques de nerfs, probablement de nature épileptique ; cependant cette circonstance ne put être vérifiée d'une manière positive auprès des parents.

A chaque visite du matin, on trouvait ce jeune malade en place, dans l'attitude que nous avons décrite. Mais bientôt nous apprmîes que dans le cours de la journée ces phénomènes disparaissaient. Alors l'enfant se levait, allait se promener dans les jardins, joyeux et espiègle, mangeant de bon appétit, et faisant bien toutes ses fonctions, de manière, comme il le disait lui-même, et comme cela fut bien constaté, que son attaque le prenait dans la matinée, et cessait complètement vers midi.

En raison de la coïncidence des attaques avec l'heure de la visite, on put croire d'abord à une simulation ; mais une observation attentive et répétée, ne permit pas longtemps un pareil soupçon. Ainsi donc on avait affaire ici à une contracture bien évidemment intermittente, et même régulièrement périodique, avec le type quotidien.

Quelle que pût être la cause de cette affection, la voie semblait toute tracée ; et la seule considération du type, fournissait une indication non douteuse. Pendant deux jours, le sulfate de quinine fut administré à la dose de 8 grains, puis 12 grains ; et à la grande surprise de tous les assistants, la contracture disparut. On suspendit l'usage du sulfate de quinine, et deux jours après, la contracture était revenue.

On reprit alors le sel de quinine, à la dose de 20 grains par jour, et on le continua ainsi pendant plus d'une semaine, et la maladie disparut de nouveau.

Depuis cinq à six jours, ce jeune enfant paraissait guéri d'une manière définitive, lorsque, dans la matinée du 7 juin, nous le trouvâmes dans son lit ; fondant en larmes, se plaignant de mal de tête et de douleurs vives dans la nuque : la contracture était revenue. Et puis, quelques minutes s'étaient à peine écoulées, que nous le rencontrâmes se promenant dans la salle, gai et riant : tout son mal avait cessé spontanément. A cette vue, plusieurs médecins furent tentés d'élever des doutes sur la réalité

n'a jamais été de plus de quatre à cinq. La quantité totale des matières rendues en 24 heures, n'a varié que suivant la quantité des aliments ingérés ; la couleur a changé sous l'influence des remèdes administrés ; d'ailleurs elles étaient jaunes et délayées, et ne contenaient jamais ni sang ni mucosités. Aucune douleur dans l'abdomen : appétit conservé, aspect général de la malade, toujours le même, l'amaigrissement n'augmente point, les forces ne semblent pas diminuées.

Dans la soirée du 14 janvier, les pieds et les mains deviennent le siége de contractures douloureuses, en même temps, la malade accuse de la douleur à la région frontale ; la chaleur de la peau n'est pas augmentée, le pouls n'est pas plus fréquent qu'à l'ordinaire.

L'apparition de ces symptômes nous fait supposer que la diarrhée a été entretenue par le développement lent et graduel d'une tuberculisation des ganglions mésentériques, et que l'altération a envahi quelque partie de l'encéphale ou des membranes. Du reste, l'intelligence est entière, et aucun phénomène anormal n'existe du côté des organes respiratoires. Une pommade à l'éther chlorhydrique chloré est appliquée sur les parties douloureuses, puis remplacée après plusieurs jours, par une pommade à l'extrait de belladone ; à l'intérieur des antispasmodiques, un peu d'extrait thébaïque, sont administrés ; le 30, on applique deux vésicatoires aux jambes.

Pendant la première moitié du mois de février, ces graves symptômes se sont calmés ; la malade semble revenue à son état ordinaire, elle est seulement un peu plus faible qu'auparavant ; les mouvements des pieds et des mains sont parfaitement libres.

Le 14 février, les contractures ont reparu.

Le 15, violentes douleurs dans la tête et dans les parties contracturées, qui arrachent à la malade des cris continuels, et la portent à s'agiter sans cesse. Par intervalle, tous les muscles du corps se contractent convulsivement. Le cou est fortement fléchi à gauche, tendu et douloureux à la pression à droite. Des applications répétées de pommade belladonnée, sur le front, les pieds et les mains, produisent peu de soulagement.

16. Mêmes symptômes que la veille ; de plus, constriction des mâchoires, qui s'oppose à la préhension des aliments, mouvements convulsifs des muscles des yeux, fréquence et faiblesse du pouls. Vomissements fréquents de matières bilieuses.

Le 17, on s'aperçoit que les articulations des poignets et des mains sont notablement gonflées : ce gonflement va croissant jusqu'au 20.

Le 18, le pouls est devenu plus fort et plus dur depuis que le gonflement articulaire s'est manifesté ; on pratique une saignée de bras de 80 grammes, qui est suivie de diminution des douleurs.

Le 19, on prescrit des frictions sur les mains et sur les pieds, auxquels le gonflement s'est étendu, avec le liniment suivant : Teinture de semences de colchique, 30 grammes ; laudanum de Sydenham, 4 grammes.

Le 22, le gonflement des articulations a presque entièrement disparu.

Le 25, les vomissements ont cessé.

Depuis le 18 février, on s'est aperçu que la malade toussait et rendait des crachats muqueux. L'examen de la poitrine fait reconnaître une tuberculisation commençante des deux poumons ; pendant le reste du mois, et pendant tout le mois de mars, les symptômes de phthisie pulmonaire deviennent de plus en plus marqués, sans que les symptômes cérébraux cessent complètement. La face présente des alternatives de rougeur et de pâleur ; les douleurs de la tête et des membres se font sentir de temps en temps : la malade vomit souvent, soit à l'occasion de la toux, soit sans tousser.

Le 17 mars, les contractures et le gonflement articulaire reparaissent : une saignée pratiquée le 19, soulage la malade ; les frictions de teinture de semences de colchique font encore une fois disparaître le gonflement.

Pendant tout le mois d'avril, les mêmes symptômes persistent, seulement les signes de phthisie deviennent prédominants ; l'amaigrissement fait des progrès rapides, les forces s'épuisent, la malade peut à peine tousser.

Le 24 avril, somnolence, douleurs générales.

Le 26, pouls variant de 115 à 120, extrêmement petit ; légers mouvements convulsifs dans les muscles des membres et du cou. Diarrhée très-abondante.

La consomption continue de faire des progrès sans que de nouveaux symptômes apparaissent, et la malade meurt le 28 mai, à 8 heures du soir, après une courte agonie.

### AUTOPSIE 36 HEURES APRÈS LA MORT.

Les poumons sont farcis de tubercules et creusés de plusieurs cavernes considérables. L'une d'elles, à la partie postérieure et inférieure du poumon gauche, assez grande pour contenir un œuf de poule, est remplie de sang noir coagulé, ce qui nous explique l'issue par la bouche du cadavre de sang noir mélangé de pus et de détritus tuberculeux. Les ganglions bronchiques ne contenaient que peu ou point de matière tuberculeuse.

Les intestins grêles et gros présentaient çà et là quelques rougeurs sans importance. Point de tubercules ni d'ulcérations.

Les ganglions mésentériques, assez notablement engorgés, ne contiennent pas de tubercules.

Foie un peu gros, de coloration normale, substance corticale des reins décolorée et exsangue.

*Crâne.* — Rien dans les tissus de la dure-mère.

Plaque pseudo-membraneuse de la largeur d'une pièce d'un franc, à la surface de l'arachnoïde, des deux côtés, vers le milieu de la grande scissure. Teinte opaline de toute l'arachnoïde. Injection des vaisseaux de la pie-mère et surtout infiltration séreuse de cette membrane ; les ventricules du cerveau sont un peu dilatés et contiennent deux à trois cuillerées de sérosité : pas de traces de tubercules dans les méninges. Les deux substances de l'encéphale, un peu plus molles qu'à l'état normal, n'offrent d'ailleurs rien à noter.

Ici c'est une phthisie pulmonaire et non une phthisie bronchique qui a occasionné la mort ; l'enfant avait 14 ans.

L'absence de tubercules dans l'abdomen démontre que la diarrhée était bien le résultat d'une dyssenterie, qui avait laissé après elle une altération de la sécrétion intestinale, quoique nous n'ayons trouvé dans l'intestin ni ulcération ni cicatrice.

Les altérations rencontrées dans les méninges font voir que les symptômes cérébraux étaient dus à une méningite compliquante, et non, comme on l'avait cru à l'envahissement, par la maladie tuberculeuse, de l'encéphale ou de ses membranes ; il est à regretter que la moëlle épinière n'ait pas été examinée.

Enfin, il faut remarquer la coïncidence des mouvements convulsifs avec le gonflement des pieds et des mains ; coïncidence qui rappelle les faits signalés par M. Sée, dans son *Mémoire sur la chorée*, à propos des rapports du rhumatisme articulaire avec les affections convulsives.

Nous terminerons ce travail, déjà trop long, par le récit d'un fait où les tubercules, siégeant dans le rein, n'ont eu, à la production des symptômes, qu'une part très-secondaire. Les tubercules du rein n'ont jamais été diagnostiqués pendant la vie : tant que leur volume est médiocre, leur nombre peu considérable, tant qu'ils sont à l'état cru et qu'ils se trouvent placés en dehors des voies excrétoires de l'urine, ils n'excitent autour d'eux aucune réaction ; et les accidents qu'ils pourraient occasionner dans des conditions opposées seraient naturellement attribuées à d'autres causes, à moins que le développement d'une phthisie pulmonaire ne vînt faire soupçonner la vérité. Chez la malade dont nous allons nous occuper, la mort a été due à de toutes autres causes que la tuberculisation.

## 5e Observation.

*Tubercules du rein droit. — Broncho-pneumonie. — Fièvre pernicieuse néphrétique.*

Saulnier, Marie, âgée de 33 ans, journalière, entre à l'hôpital le 15 novembre 1856.

Cette fille, d'une forte constitution, est malade depuis 5 jours. Douleur vive au côté droit de la poitrine, oppression, toux, expectoration de crachats sanglants, pneumoniques, matité et souffle bronchique sans râle crépitant à la base du poumon droit, diarrhée, pouls faible, fréquent (124).

Le 16 novembre, 1er jour du traitement, on pratique une saignée de 100 grammes.

Le lendemain 17, mêmes symptômes, pouls à 132; (saignée de 125 grammes, vésicatoire sur le côté douloureux. Potion avec 10 grammes de sirop d'ipécacuanha). Dans la matinée, frissons suivis de chaleur et de sueur; le soir, le pouls ne donne que 120.

Le 18 au matin, mêmes symptômes du côté des organes respiratoires, expectoration abondante, pouls à 128, toujours faible. (Bon gras, sulf. de quinine, 1 gramme, pot. oxym., scill., 10 grammes). Même état le soir. Dans la nuit, céphalalgie et vomissements.

Le 19 au matin, le pouls est à 92. Même état du reste. (Sulf. quin., 50 centigr. D'ailleurs même prescription). Le soir, le pouls est à 118, l'expectoration a diminué.

20. Hier, dans la soirée, la malade a eu un peu de délire; ce matin, l'oppression est moindre, le pouls donne 108.

On remarque aux lèvres des vésicules d'herpès (1 gramme de sulf. de quinine. Looch avec 40 centigr. de kermès).

Deux selles dans la journée; le soir, la dyspnée et l'expectoration ont encore diminué; le pouls est à 104. On répète le looch kermétisé.

Le 21, amélioration; les crachats contiennent moins

de sang ; 100 puls. (Sulf. quin., 1 gramme ; looch kermétisé). Le soir, 92 puls.

Pendant quelques jours, amélioration progressive ; ralentissement du pouls : les crachats diminuent de quantité, et perdent le caractère pneumonique, l'appetit reparaît. L'herpès s'étend successivement à la joue droite et au pourtour de l'orbite du même côté. On continue le kermès, à la dose de 30 centigr., jusqu'au 25. On donne quelques aliments.

Le 29 novembre, douleur au côté droit ; dans les grandes inspirations, un peu de râle crépitant à la base. (Vésicatoire sur le point douloureux, looch kermétisé.)

Les jours suivants, la malade accuse de la céphalalgie et des frissons, dont l'heure avance d'un jour à l'autre. On lui administre plusieurs doses de sulfate de quinine ; on continue le kermès. Le 6 et le 7 décembre, à cause de la persistance des accès, on prescrit la solution d'acide arsénieux.

Le 8, vomissements. (Eau de seltz et potion avec acétate d'ammoniaque et sous-nitrate de bismuth). Dans l'après-midi, 5 selles sanglantes. (Lav[t] calm. avec sous-nitrate de bismuth, 4 grammes).

Le 9, les vomissements continuent. (On prescrit la tisane albumineuse, à cause des selles sanguinolentes ; une potion laudanisée avec le sous-nitrate de bismuth, et deux lavements comme celui d'hier). Dans la journée, un accès de fièvre et trois selles liquides.

Le 10, même état. On administre un gramme d'ipécacuanha comme vomitif ; le reste comme hier. Le soir, faiblesse très-grande, 108 puls.

Dans la nuit, douleurs lombaires très-intenses, qui nous font penser à l'imminence possible d'une fièvre éruptive ; il se trouvait dans la salle une malade atteinte de scarlatine.

Le 12 au matin, même état, pouls à 108 ; nous nous bornons à prescrire des calmants et des révulsifs.

Dans la journée, les douleurs deviennent d'une violence excessive et causent une extrême agitation ; la malade se roule incessamment sur son lit ; elle n'a cependant pas de chaleur fébrile (100 puls.), et prétend être à l'époque des règles. L'interne du service applique sur les lombes 2 petits vésicatoires ammoniacaux, et la douleur n'ayant pas diminué, il lui fait placer sur la même région 15 sangsues, qui ne procurent aucun soulagement. La peau reste fraîche, le pouls à 100 puls.

12 décembre, la nuit a été très-agitée, à cause des douleurs : cris violents, mouvements incessants, pouls petit et faible à 124. Une selle molle, émission douloureuse d'une petite quantité d'urine sanguinolente, qui nous suggère l'idée d'une néphrite calculeuse.

A onze heures du matin, une syncope survient subitement et la malade expire.

AUTOPSIE FAITE 36 HEURES APRÈS LA MORT.

Poumon gauche sain. Le droit, a la partie moyenne et à la base, adhère à la plèvre costale par des filaments celluleux, mous, lâches et gorgés par imbibition sans doute, comme tous les viscères, de sang brunâtre.

Les deux tiers inférieurs de ce poumon, en arrière, présentent à la coupe un tissu granuleux, rouge-brun, se déchirant sous la pression du doigt et très-peu crépitant ; ces caractères sont beaucoup moins prononcés que dans l'hépatisation rouge franche ; c'est évidemment une pneumonie en voie de résolution. Cœur mou et vide.

Foie pâle, dense, résistant à la pression du doigt.

Rate légèrement hypertrophiée, molle, s'en allant, quand on la coupe, en bouillie sanguine.

Utérus sain, sans trace de menstruation actuelle ou récente.

Rein gauche sain, mais gorgé de sang noirâtre.

Rein droit, un peu allongé ; urétère sain ainsi que le bassinet qui semble un peu irrégulier et exactement appliqué sur les mamelons. La substance de l'organe contient beaucoup de sang noir.

On aperçoit à travers l'enveloppe propre deux tumeurs : l'une, du volume d'une grosse aveline ; l'autre, plus petite, de couleur jaunâtre, que l'on suppose formées par deux calculs; mais, en les incisant, on reconnaît que ce sont des tubercules enkystés, de consistance caséeuse, parfaitement isolés de la substance du rein, et ne communiquant point avec les voies excrétoires de l'urine.

Au microscope, on trouve le tissu tuberculeux type 1° des granulations moléculaires très-abondantes; 2° des corpuscules tuberculeux remarquables par la netteté de leurs contours et des granulations y incluses.

Il n'existe pas d'autres tubercules dans l'économie, ni aux poumons, ni ailleurs.

La moëlle épinière, examinée depuis le milieu de la région dorsale jusqu'à la queue de cheval a été trouvée saine.

Tous les tissus sont pénétrés de sang comme par imbibition, et la paroi interne des vaisseaux offre une coloration lie de vin foncée, que le lavage n'enlève pas.

Les tubercules qui existaient ici dans le rein droit étaient probablement anciens, et ils étaient restés à l'état latent comme dans tous les cas connus de tuberculisation rénale. Leur petit nombre, leur médiocre volume ne permettent pas d'admettre qu'ils aient été la cause de la mort; avant les derniers jours, aucun symptôme ne s'était manifesté du côté des voies urinaires. (On doit néanmoins regretter que les urines n'aient pas été examinées.) Ce qu'il y a ici de remarquable, c'est l'absence de la même production morbide dans tous les autres organes parenchymateux ou membraneux.

La malade était entrée à l'hôpital pour une broncho-pneumonie, compliquée d'accès intermittents qui avaient nécessité l'emploi du sulfate de quinine. Après une amélioration progressive, elle paraît entrer en convalescence; puis une rechute nous force à recommencer le traitement; nous insistons de nouveau et énergiquement sur les fébrifuges. Nouvelle amélioration suivie bientôt de l'invasion des douleurs lombaires et des vomissements qui nous font croire à l'imminence d'une époque menstruelle ou aux prodrômes d'une fièvre éruptive.

La malade succombe aux progrès de son mal et la diffluence de la rate vient nous démontrer que, malgré l'apparente continuité des symptômes, nous avions eu affaire à une fièvre pernicieuse. La présence de tubercules dans l'un des reins a déterminé sans doute la manifestation locale sous forme de colique néphrétique.

Le sulfate de quinine, donné à temps et à dose élevée, aurait-il arrêté les accidents ? Rien n'empêche de le supposer, et même les accès observés antérieurement autorisent tout-à-fait cette supposition ; car, comme nous l'avons déjà dit, les tubercules que nous avons trouvés n'auraient pu, à eux seuls, causer la mort aussi prochainement, bien que, dans l'avenir, ils dussent inévitablement amener une issue funeste.

Quoique très-dissemblables entre elles, les observations contenues dans ce travail se rapprochent par un point, l'existence de la diathèse tuberculeuse, pour l'histoire de laquelle elles nous ont semblé contenir d'utiles matériaux. Elles présentent en effet quelques-unes des formes anomales sous lesquelles se manifeste cette diathèse et permettent d'établir :

1° Que la tuberculisation peut simuler d'autres maladies, de manière à donner lieu à des erreurs de diagnostic ;

2° Que certaines formes de la tuberculisation, peut-être toutes, comme l'a dit Laënnec, peuvent rester latentes pendant un temps plus ou moins prolongé ;

3° Que la coëxistence de la diathèse tuberculeuse avec d'autres éléments morbides, produit des expressions symptomatiques complexes, qui déjouent tous les efforts faits pour arriver à un diagnostic précis.

---

Nantes, Imprimerie de Mme veuve C. Mellinet.

www.ingramcontent.com/pod-product-compliance
Ingram Content Group UK Ltd.
Pitfield, Milton Keynes, MK11 3LW, UK
UKHW020536230726
13925UKWH00005B/2312